ÉTUDE EXPÉRIMENTALE

DES DIVERS PROCÉDÉS

DE DÉFENSE DE LA CAVITÉ BUCCALE

CONTRE L'INVASION DES BACTÉRIES PATHOGÈNES

PAR

Arthur HUGENSCHMIDT

Docteur en médecine de la Faculté de Paris
Docteur en médecine et lauréat de la Faculté de médecine de l'Université de Pennsylvanie
Docteur en chirurgie dentaire de sa Faculté dentaire

PARIS

G. STEINHEIL, ÉDITEUR

2, RUE CASIMIR-DELAVIGNE, 2

1896

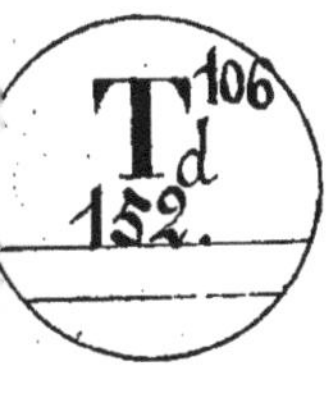

ÉTUDE EXPÉRIMENTALE

DES DIVERS PROCÉDÉS

DE DÉFENSE DE LA CAVITÉ BUCCALE

CONTRE L'INVASION DES BACTÉRIES PATHOGÈNES

ÉTUDE EXPÉRIMENTALE

DES DIVERS PROCÉDÉS

DE DÉFENSE DE LA CAVITÉ BUCCALE

CONTRE L'INVASION DES BACTÉRIES PATHOGÈNES

PAR

Arthur HUGENSCHMIDT

Docteur en médecine de la Faculté de Paris
Docteur en médecine et lauréat de la Faculté de médecine de l'Université
de Pennsylvanie
Docteur en chirurgie dentaire de sa Faculté dentaire

PARIS

G. STEINHEIL, ÉDITEUR

2, RUE CASIMIR-DELAVIGNE, 2

1896

ÉTUDE EXPÉRIMENTALE

DES

DIVERS PROCÉDÉS DE DÉFENSE DE LA CAVITÉ BUCCALE

CONTRE L'INVASION DES BACTÉRIES PATHOGÈNES

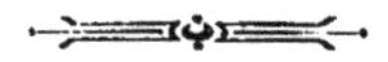

INTRODUCTION

C'est un fait reconnu, que les opérations pratiquées sur la cavité buccale, même dans des conditions d'antisepsie insuffisantes ou nulles, ne s'accompagnent pas d'ordinaire de complications infectieuses graves.

Après certaines opérations buccales, une avulsion dentaire par exemple, les parties molles de la cavité buccale traumatisées présentent souvent l'aspect d'une plaie de mauvaise nature, des lambeaux de gencives restent détachés, des fragments osseux, débris des fractures alvéolaires, baignent dans la salive. En un mot, on se trouve en présence d'une véritable fracture compliquée et ouverte, et si l'on songe aux germes innombrables que renferme la bouche, on a peine à comprendre comment cette plaie ainsi exposée n'est pas d'ordinaire le siège de graves infections locales et surtout ne devient pas plus souvent la porte d'entrée d'une infection générale de toute l'économie. On se demande si, comme le pensait déjà J.-L. Petit (1), « la salive n'est pas un détersif naturel qui cicatrise bien les plaies ».

Dans ce modeste travail, nous nous sommes attaché à expliquer quelques unes des causes de cette immunité relative que présente contre l'infection la cavité bucco-pharyngée.

Peut-être les quelques expériences que nous avons entreprises contribueront-elles, et c'est-là notre seule ambition, à éclaircir une minime partie de ce vaste et obscure problème de la défense de la bouche contre les microbes pathogènes, en montrant le rôle joué par la phagocytose et les propriétés chimiotactiques des liquides buccaux; mais nous insistons encore et surtout sur la complexité de ces phénomènes, n'ayant pas la prétention, dans un travail aussi restreint, d'expliquer le mécanisme intégral de l'immunité de la cavité buccale.

(1) J.-L. Petit, t. I, p. 177, 1790.

CHAPITRE PREMIER

Bactériologie de la cavité bucco-pharyngée normale.

La bouche, sans cesse traversée par l'air extérieur, les aliments et les boissons, présentant, d'autre part, des conditions de chaleur, d'humidité et d'alcalinisation parfaite, est le réceptacle d'un nombre considérable d'espèces microbiennes. De celles-ci, la plupart sont des saprophytes inoffensifs essentiellement variables selon les individus, les ingesta, le moment même où a été pratiqué l'examen; ils ne nous occuperont pas ici; d'autres espèces, au contraire, se sont acclimatées, vivent en commensales de notre cavité bucco-pharyngée, et constituent, à proprement parler, la flore buccale et doivent nous arrêter au début de cette étude, car c'est avec elles que doit compter le chirurgien qui opère sur la muqueuse buccale.

Dès l'année 1881, MM. Pasteur, Chamberland et Roux isolent de la salive d'un enfant mort de la rage, un microcoque qui, inoculé au lapin, détermine chez celui-ci une septicémie mortelle; ce même microbe, Pasteur le retrouve dans la salive d'enfants morts de bronchopneumonie et dans la salive normale. Sternberg l'étudie et bientôt Fraenkel l'identifie au diplocoque qu'il a trouvé dans la pneumonie, au pneumocoque. Ce pneumocoque, les recherches de Biondi et surtout celles de Netter le prouvent, est un hôte fréquent de la bouche et se rencontre chez vingt pour cent des sujets sains. Les recherches de Netter nous ont montré encore combien faciles étaient les variations de virulence de ce microbe, selon l'époque de l'année, le milieu épidémique, etc.

Bien plus important que le précédent est encore le streptocoque, signalé par M. Netter dans 5 p. 100 des cas dans la bouche normale, mais que les recherches récentes de MM. Fernand Widal et F. Bezançon nous montrent comme un *hôte constant* « aussi fréquent dans la bouche normale que le colibacille dans l'intestin ». Ce streptocoque, et c'est là un point sur lequel nous insistons spécialement, vit, comme les recherches de MM. Widal et Bezançon l'ont montré, dans la bouche à l'état de pur saprophyte, il est absolument dénué de virulence, puisque l'inoculation de vingt échantillons n'a pu donner, dans aucun cas, de lésions à la souris et au lapin. Ce streptocoque est cependant, comme ces auteurs l'ont montré, tout prêt à récupérer sa virulence; par la méthode des associations bactériennes, MM. Widal et Bezançon ont transformé leurs streptocoques salivaires de saprophytes vulgaires en microbes pathogènes, doués de grande virulence, capables de donner aux animaux, non seulement l'érysipèle, mais encore des septicémies mortelles.

A côté du streptocoque, quoique un peu moins fréquent que lui, se place le staphylocoque, le bacterium coli commune rencontré dans la moitié des cas environ par MM. Grimbert et Choquet, le pneumo-bacille de Friedlander retrouvé souvent par Netter et par Von Besser, le micrococcus tétragène, etc.

Rappelons que MM. Roux et Yersin ont observé dans la bouche d'un certain nombre de sujets sains, un bacille très voisin de celui de la diphtérie, le bacille pseudo-diphtéritique, qui ne diffère guère du bacille de Lœffler que par l'absence complète de virulence et l'impossibilité de récupérer celle-ci.

Miller, de Berlin (1), décrit des microbes spéciaux, qu'il considère, après une série de très intéressantes recherches, comme pouvant être les agents de la carie dentaire. Il a rencontré cinq espèces de bactéries dans les dents cariées, et constamment dans la bouche normale : le leptothrix innominatus, le bacillus buccalis maximus, le leptothrix buccalis maximus, le jodococcus vaginatus, le spirillum sputigenum, le spirochæte dentium (denticolæ).

Galippe et Vignal (2) ont pu isoler, sur 18 dents,

(1) MILLER. *Deutsche medicinische Wochenschrift*, 1884.

(2) GALIPPE et VIGNAL. *Journ. des connaiss. médicales*, 1889.

six espèces de microbes : quatre variétés ont été constamment retrouvées, la cinquième 8 fois et la sixième 6 fois.

Dans la périodontite expulsive, Miller a décrit, en dehors des microbes vulgaires de la suppuration, deux nouvelles variétés : 1° le micrococcus gingivæ pyogenes; 2° le bacterium gingivæ pyogenes.

Galippe et Vignal, dans cette même affection, ont rencontré un streptocoque, les staphylocoques doré et blanc, le bacille de Vignal, et enfin deux bactéries α et β isolées par Galippe.

Rosenthal (1), qui a fait l'examen bactériologique de 14 cavités buccales, a isolé 28 espèces différentes de microbes, dont 5 variétés qui jusqu'alors n'avaient pas été décrites, et auxquelles il a donné les noms de : 1° sarcina viridis flavescens, ressemblant au tétragène; 2° micrococcus Reesii, coccus; 3° micrococcus ochraceus, à cellules rondes ou légèrement ovales; 4° diplococcus Hauseri, à cellules sphéroïdes ou ellipsoïdes sans enveloppe propre; 5° bacterium cerasinum, à cellules ovales. Ces microbes sont tous colorables par le Gram.

Freund (2) a examiné 16 bouches, au point de vue des microbes chromogènes; il a rencontré 18 variétés qui, sur gélatine, agar ou pomme de terre, donnaient une couleur caractéristique, et parmi ces 18 variétés,

(1) ROSENTHAL. *Beitrag zur Kentniss der Bacterienflora der Mundhöhle*, Inaug. Diss. Erlangen, 1893.

(2) FREUND. *Beitrag zur Kentniss chromogenes Spaltpilze und ihr Vorkommen in der Mundhöhle*. Inaug. Diss. Erlangen, 1893.

4 qui n'avaient jamais été décrites; l'auteur les a nommées :

1° Micrococcus lactericeres, prend le Gram;

2° Micrococcus citreus granulatus, ne prend pas le Gram;

3° Bacillus griseus flavus, prend le Gram;

4° Bacillus viscosus odoraceus, prend le Gram.

Rosinski (1) puis Leyden indiquent que le gonocoque, qui fréquemment est un hôte passager de la cavité buccale chez le nouveau-né, peut amener une inflammation caractéristique de la muqueuse buccale.

Schreier (2) a examiné bactériologiquement 20 cas de périostite dentaire, et a trouvé presque constamment le diplocoque pneumonique seul ou associé aux staphylocoques jaune ou blanc et au streptocoque. Ces résultats n'ont pas encore été contrôlés par d'autres expérimentateurs. Miller, lui, n'a jamais rencontré le pneumocoque dans la pulpe dentaire, qui est, dans la grande majorité des cas, le lieu de passage des bactéries de la cavité buccale au périoste dentaire.

Babès (3) croit avoir trouvé le bacille du scorbut. Il a

(1) ROSINSKI. Ueber gonorrhoische Erkrankung der Mundschleimhaut bei Neugeborenen. *Zeitschr. f. Geburtshulfe u. Gynäkologie*, Bd. XXII.

(2) SCHREIER. Zur Aetiologie und Pathogenesis der Periostitis dentalis. Wien, 1893. *Oester-Ungar Vierteljahrsf. Zahnheilk.* Bd. IX, Heft. 2.

(3) BABÈS. Ueber einen der gingivitis und Hämorrhagien verursachenden Bazillus bei Skorbut, *Deuts medic. Wochenschrift* (1893, n° 43), et LUBARSCH und OSTERTAG. *Ergebnisse der Speziellen pathologischen Morphologie und Physiologie des Menschen und der Thiere.* Wiesbaden, 1896.

traité, à l'hôpital militaire de Jassyer, 16 soldats qui avaient passé l'hiver dans de très mauvaises conditions hygiéniques, et a trouvé dans la membrane muqueuse des gencives, un bacille particulier qui, injecté au lapin, donne des hémorrhagies importantes et qui peut être cultivé dans des conditions spéciales. Il croit que ce bacille est l'analogue d'un bacille déjà rencontré dans la cavité buccale et qui, sous l'influence d'un affaiblissement des modes de défense de l'organisme, acquiert une virulence particulière.

Signalons enfin de nombreuses espèces encore mal classées, le leptothrix buccalis, le vibrio rugula, le bacterium termo, le proteus vulgaris, des spirilles enfin, qui, comme le montrait récemment M. Metchnikoff, ne peuvent être cultivées dans aucun de nos milieux de culture usuels.

La bouche tout en étant un milieu favorable à la pullulation des microbes et bien que renfermant un grand nombre de bactéries appartenant à des espèces pathogènes, n'est pas un milieu très septique, et la plupart des micro-organismes qu'on y rencontre à l'état normal n'y sont qu'à l'état saprophytique ou très fortement atténués.

C'est là d'ailleurs un fait très général, et une étude sommaire de l'état de virulence des germes à la surface d'autres muqueuses, nous montrera de même les microbes qui en sont les hôtes, atténués dans leur virulence, ou réduits à l'état de saprophytes.

Au niveau des fosses nasales, quoique en moins grand nombre que dans la bouche, se rencontrent de nombreuses espèces microbiennes, pneumocoque, staphylocoque, streptocoque, pneumo-bacille, etc., espèces qui sont dénuées de virulence comme l'ont montré Wurtz et Lermoyez (1), atténuation qu'ils attribuent en partie à l'action bactéricide du mucus nasal.

A la surface de la conjonctive, végètent de nombreux microbes, mais on peut cependant considérer l'appareil oculo-lacrymal comme relativement aseptique, asepsie que Valude (2) a attribuée en partie au rôle bactéricide des larmes.

L'étude des microbes de la cavité vaginale nous donne des renseignements de même nature. Les travaux de Winter, de Widal, de Doederlein, de Stroganoff, de Kroenig et Menge, en même temps qu'ils nous renseignent sur la flore de cette cavité, nous y montrent les espèces microbiennes dénuées de virulence ; des espèces pathogènes, introduites expérimentalement dans le vagin, comme l'a vu Stroganoff sur la lapine et Menge chez la femme, ne tardent pas à disparaître rapidement ; là encore de nombreuses causes sont invoquées, la sécrétion acide, les propriétés bactéricides des sécrétions et surtout du mucus (Stroganoff), enfin la concurrence

(1) **Wurtz** et **Lermoyez**. Sur le pouvoir bactéricide du mucus humain et en particulier du mucus nasal. *Soc. de Biol.*, 15 juillet 1893.

(2) *Archives d'ophtalmologie*, 1889.

vitale et la leucocytose qui s'accomplirait dans l'intérieur même de la cavité.

Quel que soit le siège qu'ils occupent, les germes répandus à profusion à la surface des diverses muqueuses sont donc doués d'une faible virulence, et des causes toujours les mêmes semblent agir pour déterminer cette atténuation, propriétés bactéricides des humeurs si souvent invoquées, concurrence vitale des espèces bactériennes, enfin phénomènes de leucocytose qui s'effectuent dans l'intérieur même des muqueuses et même à la surface de celles-ci.

Ces diverses causes de protection, nous allons les retrouver dans la cavité buccale.

CHAPITRE II

Expériences concernant les propriétés bactéricides de la salive.

Une première hypothèse se présente : les microbes de la bouche comme ceux de la plupart de nos cavités naturelles ne seraient-ils pas atténués par suite de l'action bactéricide des sécrétions glandulaires, ici de la salive.

Les premières recherches sur l'action bactéricide de la salive sont dues à Sanarelli (1).

Sanarelli filtre sur la bougie Chamberland de la salive provenant de plusieurs individus et la distribue dans une série de tubes à essai, à la dose de 10 à 15 centim. cubes par tube. Cette salive filtrée se présente sous l'aspect d'un liquide transparent neutre ou légèrement alcalin.

Dans chacun des tubes de salive, il introduit une anse de platine d'une culture d'un microbe pathogène, et place les tubes dans une étuve à 37°. Il prélève ensuite, à des

(1) SANARELLI. *Centralblatt für Bacteriologie und Parasitenk.* Bd. X, p. 818.

périodes différentes, une anse de ce liquide pour ensemencer des plaques enroulées d'Esmarch, puis étudie les microbes qui s'y développent.

Voici ses conclusions :

1° La salive humaine doit être considérée comme un terrain entièrement défavorable à certains micro-organismes pathogènes, staphylococcus pyogenes aureus, streptococcus pyogenes, micrococcus tétragènes, bacille d'Eberth, spirille cholérique.

2° Si le nombre des micro-organismes ensemencés n'est pas considérable, ceux-ci finissent souvent, après une longue période de résistance, par disparaître.

3° Quelques variétés peuvent continuer à se développer, le pneumocoque par exemple; mais ce microbe, s'il conserve sa vitalité, est modifié dans sa forme et surtout dans sa virulence qui est considérablement atténuée.

Miller (1) objecte à Sanarelli qu'il n'y a rien d'étonnant à ce que la salive filtrée soit un milieu de culture défavorable aux microbes, puisqu'elle ne contient que 0,15 p. 100 de matières organiques, tandis que la salive non filtrée, telle qu'elle se trouve dans la cavité buccale, contient une très grande quantité de matières nutritives, débris épithéliaux, mucus, exsudats, etc.

Quant à l'atténuation de virulence du pneumocoque, elle ne prouve pas, pour Miller, l'action de la salive, car

(1) MILLER. *Die Mikroorganismen der Mundhöhle.* Leipzig, 1892.

ce microbe est tellement fragile qu'il perdrait sa virulence dans un milieu artificiel quelconque, aussi facilement que dans la salive filtrée.

Miller d'ailleurs ne croit pas aux propriétés bactéricides de la salive et estime que l'immunité relative de la cavité buccale tient à un pouvoir de résistance tout spécial de la gencive.

Cet expérimentateur (1) a même inoculé une série de cent onze souris blanches avec des quantités variables de salives non stérilisées, dix seulement résistèrent à l'inoculation, toutes les autres moururent d'infections diverses. D'autre part, Gallipe (2) a trouvé, d'une façon constante, des microbes dans les conduits excréteurs des glandes salivaires ; ces faits ne sont pas très en faveur d'une action bactéricide salivaire.

Albert Mills (3), dans un travail tout récent, arrive aux conclusions suivantes :

1° La salive, milieu chimique (action toxique des sels), arrête le développement de la plupart des microbes et agit comme germicide.

2° La salive, milieu physico-chimique (action plasmolytique des sels), arrête le développement de la plupart des microbes et leur est germicide.

3° La salive, milieu physiologique, a une action

(1) MILLER. *Bacteriologie der Mundhöhle*, 2e édition, 1892.

(2) GALLIPE. *Soc. de biologie*, février 1891.

(3) ALBERT MILLS. *Action de la salive et du suc gastrique sur les bactéries*. Bruxelles, 1896.

moindre, à cause de la présence des ferments et matières albuminoïdes qui entrave l'action des sels.

4° La salive, milieu physiologique, atténue le développement de la plupart des microbes et prépare l'action du suc gastrique.

5° Les associations microbiennes salivaires en général augmentent la virulence des germes importés.

6° La salive stérilisée n'augmente pas la virulence des germes.

Pour vérifier ce pouvoir bactéricide de la salive humaine nous avons entrepris une série d'expériences dont nous allons rapporter les principales.

La salive est recueillie le matin à jeun et distribuée dans des tubes à essais stérilisés. De cette salive on fait deux parts : l'une est filtrée sur la bougie Chamberland, l'autre simplement sur du papier à filtre ordinaire stérilisé.

Quel que soit le mode de filtration de la salive, nous l'avons vu, dans la suite, l'action bactéricide de celle-ci est la même ; en conséquence nous ne nous sommes servi que de salive filtrée sur la bougie Chamberland, seul procédé qui permette d'avoir un liquide absolument dépourvu de germes. Nous distribuons la salive ainsi stérilisée à la dose de 2 centim. cubes dans une série de tubes à essai. Nous ensemençons quelques-uns de ces tubes avec une anse de platine d'une culture de staphylocoque. Nous agitons soigneusement ; puis nous prélevons immédiatement à nouveau une anse de cette salive ensemencée pour la diluer dans un tube de gélatine fondue et l'étaler à la surface d'une boîte de Petri.

Sur d'autres tubes de salive nous pratiquons la même opération, mais au lieu de prélever l'anse de platine pour la mise en plaque aussitôt après l'ensemencement de la salive par le staphylocoque, nous n'opérons ce prélèvement qu'au bout d'une demi-heure, puis d'une heure, puis de vingt-quatre heures, en ayant soin de laisser, dans l'intervalle des prises, la salive ensemencée dans l'étuve à 37°.

Voici les résultats obtenus :

Expérience I.

STAPHYLOCOCCUS AUREUS (salive filtrée au Chamberland), anse de platine.

NOMBRE DE COLONIES SUR PLAQUES DE GÉLATINE				
Immédiatement après l'ensemencement	Une demi-heure après l'ensemencement	Une heure après l'ensemencement	24 heures après l'ensemencement	48 heures après l'ensemencement
Innombrables.	Innombrables.	Innombrables.	Innombrables.	Innombrables.

Expérience II.

TORULA (salive filtrée au Chamberland), anse de platine.

Immediatement	Une demi-heure après	Une heure après	24 heures après	48 heures après
254	48	93	318	349

Expérience III.

Staphylocoque (salive filtrée au filtre ordinaire), anse de platine.

Immédiatement —	Une demi-heure après —	Une heure après —	24 heures après —	48 heures après —
Innombrables.	Innombrables.	Innombrables.	Innombrables.	Innombrables.

Expérience IV.

Torula (salive filtrée au filtre simple), anse de platine.

Immédiatement —	Une demi-heure après —	Une heure après —	24 heures après —	48 heures après —
335	69	123	460	473

Une seconde série d'expériences ne nous ayant montré, comme nous l'avons déjà dit, aucune différence d'action entre la salive filtrée à la bougie Chamberland et la salive filtrée au papier filtre, nous n'avons employé dans la suite de nos expériences que la salive filtrée au Chamberland.

On sait, depuis les expériences de Nuttal et Nissen (1), que le sang jouit de propriétés bactéricides, ou, plus exactement, que nombre de germes ensemencés dans ce milieu y meurent sans se développer. Cette propriété bactéricide, comme les propriétés toxiques ou vaccinales de certaines toxines, est extrêmement fragile et ne résiste pas à un chauffage à 55 degrés; il était intéressant de vérifier pour la salive, quelle était l'action comparée de la salive non chauffée et chauffée et de voir si cette dernière avait conservé des propriétés bactéricides.

(1) Voir Achalme. *Immunité dans les maladies infectieuses*, p. 73.

§ 1. — Action comparée de la salive non chauffée et de la salive chauffée à 60° pendant une heure.

Expérience V.

TORULA (salive non chauffée).

NOMBRE DE COLONIES SUR PLAQUES DE GÉLATINE			
Immédiatement après l'ensemencement	Trois quarts d'heure après l'ensemencement	Trois heures après l'ensemencement	10 heures après l'ensemencement
5015	2845	3640	7080

Expérience VI.

TORULA (salive chauffée à 60°).

Immédiatement	Trois quarts d'heure	3 heures	10 heures
5566	1452	1540	2838

Expérience VII.

SARCINE (salive non chauffée).

Immédiatement	Une demi-heure	1 heure	24 heures
90	216	380	1410

Expérience VIII.

SARCINE (chauffée à 60°).

Immédiatement	Une demi-heure	1 heure	24 heures
220	240	560	4780

Plusieurs expériences faites avec la sarcine tendent à ne faire admettre aucune action de la salive chauffée ou non chauffée sur la sarcine.

Au lieu d'ensemencer dans les tubes de salive pour les expériences suivantes la quantité de microbes contenus dans une anse de platine, nous avons préféré n'introduire à l'avenir que celle adhérant à l'extrémité pointue d'un fil de platine, ce qui nous permet d'étudier plus aisément l'influence supposée de la salive. On introduit, en effet, de cette façon, dans la salive, un nombre bien moins considérable de microbes :

Expérience IX.

TORULA (salive chauffée à 60°), pointe de platine.

NOMBRE DE COLONIES SUR PLAQUES DE GÉLATINE

Immédiatement	Une demi-heure après	Une heure après	24 heures après
274	224	210	265

Expérience X.

TORULA (salive non chauffée).

Immédiatement	Une demi-heure après	Une heure après	24 heures après
378	264	276	425

Expérience XI.

TORULA (salive chauffée à 60°).

Immédiatement	Une demi-heure après	Une heure après	4 heures après
16	20	35	118

Expérience XII.

TORULA (salive non chauffée).

Immédiatement —	Une demi-heure après —	Une heure après —	4 heures après —
25	26	110	848

On remarquera que, tandis que pour la sarcine, il n'y a aucune action apparente, pour la torula, une action bactéricide relative est manifeste; mais cette action s'exerce surtout — ce qui paraît étrange — par la salive chauffée à 60°.

Expérience XIII.

STREPTOCOQUE (salive non chauffée).

NOMBRE DE COLONIES SUR PLAQUES DE GÉLATINE			
Immédiatement —	Une demi-heure —	1 heure —	8 heures après —
250	276	312	3778

Expérience XIV.

STREPTOCOQUE (salive chauffée à 60°).

Immédiatement —	Une demi-heure —	1 heure —	8 heures après —
145 (1)	198	179	2608

La pointe de platine imprégnée de staphylocoque — donnnait une culture liquéfiée au bout de 24 heures — nous diluons une pointe de platine de culture dans

(1) Chacun de ces chiffres indique exactement le nombre de colonies développées sur les plaques de Petri.

1 centim. cube de solution physiologique de chlorure de sodium.

Expérience XV.

Staphylocoque (salive non chauffée).

NOMBRE DE COLONIES SUR PLAQUES DE GÉLATINE			
Immédiatement —	Une demi-heure après —	1 heure après —	4 heures après —
13	5	7	25

Expérience XVI.

Staphylocoque (salive chauffée à 60°).

Immédiatement —	Une demi-heure après —	1 heure après —	4 heures après —
115	63	21	188

Expérience XVII.

Streptocoque (non chauffée).

Immédiatement —	Une demi-heure après —	1 heure après —	8 heures après —
53	71	58	3120

Expérience XVIII.

Streptocoque (chauffée à 60°)

Immédiatement —	Une demi-heure après —	1 heure après —	8 heures après —
1647	3400	4635	19920

Expérience XIX.

Staphylocoque (salive non chauffée).

Immédiatement —	Une demi-heure après —	Une heure après —	—
6	6	5	

Expérience XX.

STAPHYLOCOQUE (salive chauffée à 60°).

NOMBRE DE COLONIES SUR PLAQUES DE GÉLATINE

Immédiatement	Une demi-heure après	Une heure après	
—	—	—	—
67	7	5	

Expérience XXI.

STAPHYLOCOQUE (salive non chauffée).

Immédiatement	Une demi-heure après	Une heure après	8 heures après
—	—	—	—
100	160	264	Liquéfiée.

Expérience XXII.

STAPHYLOCOQUE (salive chauffée à 60°).

Immédiatement	Une demi-heure après	Une heure après	8 heures après
—	—	—	—
5185	5220	3105	6160

Expérience XXIII.

STAPHYLOCOQUE (salive chauffée à 60°).

Immédiatement	Une demi-heure après	Une heure après	8 heures après
—	—	—	—
59	36	88	220

Expérience XXIV.

STREPTOCOQUE (salive non chauffée).

(Deux ensemencements.)

Immédiatement	Une demi-heure après	Une heure après	8 heures après
—	—	—	—
18	23	—	340
28	37	Pas de culture.	360

Expérience XXV.

STREPTOCOQUE (salive chauffée à 60°).

(Deux ensemencements.)

NOMBRE DE COLONIES SUR PLAQUES DE GÉLATINE			
Immédiatement	Une demi-heure après	Une heure après	8 heures après
—	—	—	—
32	61	28	520
27	41	38	480

Expérience XXVI.

STAPHYLOCOQUE (salive non chauffée).

(Deux ensemencements.)

Immédiatement	Une demi-heure après	Une heure après	8 heures après
—	—	—	—
27	30	36	510
32	27	40	550

Expérience XXVII.

STAPHYLOCOQUE (salive chauffée à 60°).

Immédiatement	Une demi-heure après	Une heure après	8 heures après
—	—	—	—
22	25	31	200
22	21	15	320

Expérience XXVIII.

STREPTOCOQUE (salive non chauffée).

Immédiatement	Une demi-heure après	Une heure après	8 heures après
—	—	—	—
10	8	17	387

Expérience XXIX.

STREPTOCOQUE (salive chauffée à 60°).

Immédiatement —	Une demi-heure après —	Une heure après —	8 heures après —
19	15	26	405

Expérience XXX.

CHOLÉRA DE MASSAOUAH. Culture de 18 heures (non chauffée).

NOMBRE DE COLONIES SUR PLAQUES DE GÉLATINE				
Immédiatement —	Une demi-heure après —	1 heure après —	7 heures après —	24 heures après —
220	256	248	11340	32627

Expérience XXXI.

CHOLÉRA DE MASSAOUAH. Culture de 18 heures (salive chauffée à 60°).

Immédiatement —	Une demi-heure après —	1 heure après —	7 heures après —	24 heures après —
108	280	496	10800	60939

Expérience XXXII.

CHOLÉRA DE MASSAOUAH (salive non chauffée).

Immédiatement —	Une demi-heure après —	1 heure après —	7 heures après —	24 heures après —
208	276	620	12960	36783

Expérience XXXIII.

CHOLÉRA DE MASSAOUAH (chauffée à 60°).

Immédiatement —	Une demi-heure après —	1 heure après —	7 heures après —	24 heures après —
344	392	644	18900	89487

Expérience XXXIV.

CHOLÉRA DE CONSTANTINOPLE. Culture de 18 heures (non chauffée).

NOMBRE DE COLONIES SUR PLAQUES DE GÉLATINE			
Immédiatement —	Une demi-heure après —	Une heure après —	7 heures après —
140	240	440	2160

Expérience XXXV.

CHOLÉRA DE CONSTANTINOPLE (chauffée à 60°).

Immédiatement —	Une demi-heure après —	Une heure après —	7 heures après —
100	380	410	3600

Expérience XXXVI.

CHOLÉRA DE CONSTANTINOPLE (non chauffée).

Immédiatement —	Une demi-heure après —	1 heure après —	7 heures après —
140	388	540	2100

Expérience XXXVII.

CHOLÉRA DE CONSTANTINOPLE (chauffée à 60°).

Immédiatement —	Une demi-heure après —	Une heure après —	7 heur après —
128	464	644	(pas de culture)

En résumé :

Sur la torula, action peu marquée de la salive non chauffée, mais action certainement plus grande de la salive chauffée à 60°.

Sur la sarcine, aucune action, — cette bactérie se

développe aussi bien dans la salive chauffée que dans celle non chauffée.

Le développement du streptocoque n'est nullement influencé par le liquide salivaire chauffé ou non chauffé ; il n'est donc pas surprenant, comme MM. Widal et Bezançon l'ont démontré, que sa présence dans la bouche soit constante.

Sur le staphylocoque doré, l'action est certainement plus manifeste que sur les bactéries précédentes, et la salive chauffée à 60° plus bactéricide que celle non chauffée.

Pour le choléra, l'action est tout à fait nulle, le vibrion cholérique se développant très rapidement dans le milieu salivaire.

S'il existe une différence d'action, elle est due à l'origine de la bactérie ; en effet, on constate, sept heures après le premier ensemencement, que le développement du vibrion cholérique provenant de Massaouah est beaucoup plus rapide que celui de Constantinople.

Comme on peut le voir, l'action bactéricide de la salive nous paraît des plus *problématiques*. Nous n'avons jamais pu la constater d'une façon bien évidente sur aucun des microbes employés, le staphylocoque et la torula exceptés. Dans des cas nombreux, les microbes introduits dans la salive poussent rapidement, de sorte que leur nombre, au bout d'un temps très court, devient notablement plus considérable. Parfois on constate au début, une certaine lenteur dans la croissance, ou même on constate la destruction de certains des microbes ensemencés, mais il faut se rappeler que le simple passage des microbes d'un milieu dans un autre peut amener la destruction partielle de ces microbes. Le transport trop brusque d'un milieu à un autre s'oppose au développement de la bactérie en raison de phénomènes osmotiques.

Les expériences de Hafkine ont montré que des infusoires meurent rapidement si on les transporte d'une eau dans une autre, un peu dissemblable par sa composition chimique; le même auteur a montré que le bacille d'Eberth, acclimaté dans un milieu peu favorable à son développement, ne végète qu'avec peine lorsqu'on le réensemence dans un milieu cependant plus favorable pour l'espèce, dans du bouillon peptonisé.

Rappelons ce qui confirme notre manière de voir, que dans nos expériences si l'on constate ce semblant d'action bactéricide, on le constate non seulement lorsqu'il s'agit de salive intacte, mais encore lorsqu'on fait entrer en jeu une salive chauffée à 60 degrés, dépourvue par conséquent des principes bactéricides analogues à celui du sérum sanguin. Nous dirons même plus, nous avons trouvé pour la torula et le staphylocoque que la salive chauffée à 60° avait un pouvoir plus bactéricide que celle non chauffée. Il n'y a donc à établir aucune comparaison même éloignée, entre le prétendu pouvoir bactéricide de la salive et celui que le sérum peut manifester vis-à-vis de certains microbes.

L'étude attentive de l'immunité a d'ailleurs montré que les propriétés bactéricides du sérum ne peuvent expliquer la résistance des animaux à l'envahissement par les virus. Nous sommes donc, à fortiori, autorisé à conclure que l'immunité des parois buccales contre les infections n'est pas due à une propriété germicide de la salive.

§ 2. — Rôle mécanique de la salive.

Si la salive n'a pas, par l'intermédiaire de ses propriétés bactéricides, l'importance qu'ont voulu lui attribuer certains auteurs, son rôle dans la protection buccale est cependant considérable.

La sécrétion parotidienne et celles des autres glandes salivaires a en effet une grande utilité ; c'est elle qui, par son action mécanique, dilue les bactéries, les agglutine et les entraîne de la cavité pharyngée dans l'estomac où elles subissent l'action destructive du suc gastrique.

Dans toutes les maladies où cette sécrétion salivaire diminue, chez les cachectiques, dans les états infectieux ataxiques et adynamiques, la bouche devient sèche, les lèvres fuligineuses et la cavité bucco-pharyngée, si bien protégée d'ordinaire, devient la porte d'entrée la plus importante peut-être pour les infections secondaires.

La salive joue encore un rôle important, par deux procédés d'action mécanique : elle dilue les détritus alimentaires, les entraîne, empêche leur stagnation et, par suite, leur fermentation; elle entrave encore les fermentations en raison de sa réaction alcaline (1).

(1) MENDEL (JOSEPH). Des conditions naturelles de résistance du milieu buccal contre les accidents infectieux. *Odontologie*, décembre 1892, et L. FREY et SAUVEZ. Des moyens de résistance de la dent contre la carie. *Gaz. des hôpitaux*, avril 1893.

§ 3. — Rôle du mucus buccal.

Il serait intéressant enfin d'étudier dans la cavité buccale le rôle du mucus, sécrété par les innombrables glandules microscopiques de la muqueuse. Ce mucus doit jouer un grand rôle de protection lorsque la sécrétion salivaire est suspendue.

On observe en effet, si l'on tamponne l'ouverture des conduits salivaires afin d'empêcher l'arrivée de la salive dans la cavité buccale, une hypersécrétion de toutes les glandes muqueuses; on voit sourdre surtout le mucus du voile du palais, si on a soin de sécher préalablement la muqueuse palatine. On aperçoit, au bout de quelques secondes, une quantité de petites gouttelettes de mucus qui se forment sur toute la surface exposée, petites gouttelettes qui très rapidement augmentent de volume et peuvent arriver à se réunir. Cette sécrétion est surtout très active la nuit, venant suppléer à l'arrêt de fonctionnement des glandes salivaires propres.

Chez un grand nombre de sujets, lorsque la sécrétion salivaire est suspendue, la nuit par exemple, le mucus buccal a une réaction acide. Cette réaction acide est surtout manifeste chez les arthritiques, chez les rhumatisants, les goutteux, chez lesquels on trouve des érosions de l'émail des dents. Cette réaction acide est difficile à obtenir, n'existant que pendant le sommeil, le réveil amenant immédiatement dans la bouche un flot salivaire qui, en neutralisant le mucus acide, donne une réaction neutre.

Nous sommes convaincu que ce mucus est appelé à jouer un rôle de protection, et qu'il est même bactéricide, mais, à notre grand regret, nous n'avons pu entreprendre d'expériences à ce sujet et nous ne pouvons raisonner que par analogie.

Rappelons cependant le rôle que MM. Wurtz et Lermoyez (1) ont attribué à ce mucus. Après 3 heures de contact avec le mucus nasal à 38°, les spores du bacillus anthracis sont déjà tuées, le staphylococcus pyogenes aureus, le streptococcus pyogenes, le colibacille subissent de même une grande atténuation.

Un rôle identique a été attribué par Stroganoff au mucus sécrété normalement par le col de l'utérus, mucus qui, lorsqu'il est normal, détruit ou atténue les germes du vagin et les empêche de pénétrer dans le col.

Enfin, comme l'a fait remarquer F. Widal (2), pour les bronches, « les glandes innombrables qui tapissent la surface de la muqueuse respiratoire, sécrètent sans cesse

(1) WURTZ et LERMOYEZ. *Loc. cit.*

(2) F. WIDAL. Pathogénie des maladies des voies respiratoires. *Presse médicale,* 9 novembre 1895.

un mucus qui englue les corpuscules arrêtés par les parois bronchiques. Ce mucus a sur les microbes une action bactéricide, il les tue à la façon d'un antiseptique ».

Il se fait donc à la surface des membranes muqueuses, une exsudation liquide permanente qui participe de la constitution du plasma sanguin et possède sans doute quelque chose des propriétés bactéricides du sérum.

Toutes ces actions bactéricides jouent peut-être un rôle dans l'atténuation de la virulence des germes de la cavité buccale ; elles ne suffisent pas cependant à expliquer l'immunité naturelle relative que celle-ci présente contre les infections bactériennes.

---

§ 4. — Rôle du sulfocyanure de potassium.

On sait que la présence réelle de ce sel dans la salive a été niée par plusieurs expérimentateurs, entre autres par Berzelius, Lehman, Claude Bernard même qui attribuait son existence dans la salive à la présence de la carie dentaire dans la bouche. Longet, Schiff en font, au contraire, un élément constant de la salive humaine dans des proportions variant de 0,10 à 0,20 p. 1000.

Longet l'a trouvé constamment, aussi bien dans la salive sous-maxillaire que dans la sublinguale ou parotidienne, ses proportions variables dépendent de la concentration du liquide salivaire ; il n'y a aucune relation entre l'état des dents et la présence de ce sel. On peut se demander, et même cette hypothèse a déjà été formulée, si ce sulfocyanure de potassium ne jouerait pas le rôle d'un agent antiseptique de la salive. — Pour vérifier cette hypothèse nous avons fait la série d'expériences suivante :

Nous avons employé des solutions de 0,06 p. 1000 0,10 p. 1000 et 0,20 p. 1000 de sulfocyanure de potassium dans de l'eau distillée d'une part, dans du sérum physiologique d'autre part, mais nous n'avons constaté aucune action empêchante ; voici du reste une des expériences faite avec une solution à 0,10 p. 1000.

Nous avons pris une pointe de platine d'une culture de staphylocoque que nous avons transportée dans un petit tube contenant 2 centim. cubes de solution de sulfocyanure, puis nous avons immédiatement prélevé une pointe de cette solution pour ensemencer un tube de gélatine que nous versons dans une plaque de Petri. Le liquide est mis à l'étuve à 37° et une demi-heure après nous faisons un second ensemencement, puis une heure et enfin vingt-quatre heures après.

Solution de sulfocyanure de potassium à 0,10 0/00.

BACILLE D'EBERTH.

NOMBRE DE COLONIES SUR PLAQUES DE GÉLATINE

Immédiatement	Une demi-heure après	Une heure après	24 heures après
364	195	212	203

STAPHYLOCOCCUS PYOGENES AUREUS.

Immédiatement	Une demi-heure après	Une heure après	24 heures après
600	420	462	1400

Ces expériences répétées, avec des solutions de 0,06 0/00 et 0,20 0/00, ont donné le même résultat négatif. L'action du sulfocyanure de potassium dans la salive comme antiseptique salivaire est donc des plus contestables, pour ne pas dire absolument nulle, et ne joue aucun rôle bactéricide.

CHAPITRE III

Rôle de la phagocytose dans les phénomènes de protection de la muqueuse buccale contre l'envahissement des bactéries.

Si les propriétés bactéricides de la salive restent très problématiques, il n'en est pas de même du rôle joué par la fonction phagocytaire dans la protection de l'organisme en général et de la cavité buccale en particulier.

On sait que, d'une façon générale, M. Metchnikoff attribue la propriété phacocytaire aux cellules mésodermiques et, en particulier, à certaines variétés de leucocytes. Si les lymphocytes, petits leucocytes embryonnaires, à gros noyau et à faible protoplasma, ne sont pas phagocytaires, les deux autres variétés principales des leucocytes du sang, les leucocytes mononucléaires (grands leucocytes à protoplasma abondant non granuleux, à noyau unique, arrondi ou ovalaire, vésiculeux, fixant peu les matières colorantes basiques) et les leucocytes polynucléaires surtout (leucocytes à noyaux multiples, fixant fortement les couleurs basiques et à protoplasma semé de granulations neutrophiles) sont douées au plus haut degré de propriétés phagocytaires. Ces deux variétés de cellules possèdent des propriétés amiboïdes; ce sont les dernières surtout, les leucocytes polynucléaires, les cellules essentiellement migratrices, qui à l'état pathologique et même à l'état physiologique sortent des vaisseaux pour passer dans la circulation lymphatique et dans l'intimité des membranes de revêtement, épithéliums et muqueuses.

L'autre variété de leucocytes, leucocytes éosinophiles ou à granulations acides, n'a que des propriétés phagocytaires beaucoup moins importantes; rappelons pourtant que, tout récemment, le rôle phagocytaire des cellules éosinophiles a été démontré.

Les leucocytes ne sont pas les seules cellules phagocytaires; on sait le rôle attribué par M. Metchnikoff et bien démontré pour l'infection charbonneuse expérimentale par M. Werigo, aux cellules endothéliales des capillaires viscéraux, aux cellules endothéliales du poumon, et surtout aux cellules endothéliales des capillaires du foie et de la rate.

Quant aux cellules fixes du tissu conjonctif et aux cellules à granulations basiques (Mastzellen), leur rôle phagocytaire est encore discutable.

Les cellules épithéliales qui tapissent la surface cutanée ou les muqueuses ne possèdent pas de propriétés phagocytaires et les microbes, souvent agglutinés à leur surface, peuvent pénétrer dans leur intérieur, mais ne sont pas englobés par elles, comme par les leucocytes.

Les diverses espèces de leucocytes contractiles et phagocytaires, les leucocytes polynucléaires surtout se rencontrent en grand nombre dans le derme sous-jacent aux muqueuses de revêtement ; dans la bouche en particulier, leur nombre semble particulièrement important, et il existe pour ainsi dire derrière la membrane épithéliale, un véritable lac lymphatique. C'est surtout au niveau de l'arrière-gorge que cette formation lymphatique prend une importance considérable, outre les deux amygdales qui ne sont autre chose que deux centres lymphatiques en contact intime avec la muqueuse buccale qui, par suite de ses lacunes et de ses cryptes, multiplie encore les relations de la cavité bucco-pharyngée et des organes lymphatiques, il existe sur toute la cavité de l'arrière-gorge, une couche presque ininterrompue de follicules lymphatiques, les uns, isolés et répartis sans ordre, occupant la paroi postérieure du pharynx, les autres sous forme de traînées verticales, doublant de chaque côté le pilier postérieur du voile du palais, les autres étalés sur la face dorsale de la langue, constituant une sorte de nappe comprise entre le V lingual et les papilles caliciformes, l'épiglotte et les tonsilles (1). Signalons enfin les amas folliculaires, dits amygdales palatines et l'amygdale pharyngienne de Luschka.

(1) JEANSELME. De l'arrière-gorge et de l'amygdale en particulier, considérées comme porte d'entrée des infections. *Gaz. des hôpitaux*, 25 janvier 1890.

De nombreux leucocytes provenant de ces centres lymphatiques, arrivent sans cesse à la surface de la muqueuse; ce phénomène a été bien montré par Stoer. Cette exégèse est démontrée par leur présence dans les sécrétions et par l'examen microscopique de la muqueuse où l'on peut voir le passage des cellules migratrices entre les cellules épithéliales.

La leucocytose, c'est-à-dire l'acte nécessaire à la phagocytose, est donc un acte physiologique que l'on observe facilement dans la cavité bucco-pharyngée.

On sait d'autre part que, selon les circonstances, cette leucocytose est activée ou empêchée.

« Les leucocytes présentent, en effet, une sensibilité propre qui leur permet de se diriger activement vers un but ; comme toutes les sensibilités, la leur peut se décomposer et sa modalité la plus intéressante au point de vue qui nous occupe est, sans contredit, leur sensibilité chimiotactique, c'est-à-dire la propriété d'être attirés par certaines substances et repoussés par d'autres » (1).

(1) ACHALME. *Immunité dans les maladies infectieuses*, p. 53.

CHAPITRE IV

Expériences concernant les propriétés chimiotactiques positives de la salive non filtrée.

L'action attractive et répulsive de certains agents, étudiée d'abord sur les végétaux inférieurs par Pfeiffer, a été généralisée surtout aux leucocytes par MM. Massart et Bordet qui ont bien montré les propriétés chimiotactiques des cellules blanches. En introduisant dans la cavité péritonéale d'un animal de petits tubes capillaires contenant le corps dont on veut rechercher l'influence, ces auteurs virent qu'en cas de chimiotaxie positive, les leucocytes pénètrent en grand nombre dans le tube. Un grand nombre de microbes sont doués de ces propriétés chimiotactiques positives.

La salive étant un milieu de culture où l'on trouve un nombre considérable de microbes, on peut penser que ceux-ci sécrètent des substances capables d'exercer sur les leucocytes une influence chimiotactique positive, et le fait est d'autant plus plausible qu'il y a, par suite de l'état saprophytique dans lequel se trouvent les microbes de la bouche, une véritable accoutumance entre leurs toxines et les leucocytes. M. Massart a d'ailleurs montré comment, par une sorte d'éducation préalable, une cellule vivante peut être attirée par une substance jouissant auparavant de propriétés chimiotactiques négatives.

Appliquant à la bouche ces données générales, on peut formuler l'hypothèse que la salive à l'état normal exerce sur les leucocytes une attraction continue qui hâte l'afflux des phagocytes, favorisant ainsi la réaction protectrice, et que cette action s'exerçant de même à la surface de la plaie dans les cas de traumatisme, permet un afflux abondant de leucocytes qui viendront englober les bactéries introduites avec la salive dans la plaie.

Pour constater si la salive a réellement des propriétés attractives vis-à-vis des leucocytes, nous nous sommes servi de la technique même employée par les expérimentateurs qui ont décelé la propriété chimiotactique des globules blancs (1).

Ce procédé consiste à introduire dans de petits tubes capillaires la substance dont on veut constater les propriétés attirantes. Ces tubes sont ensuite fermés à une extrémité. Ainsi préparés, ils sont réunis en faisceaux, que l'on place dans la cavité péritonéale d'un cobaye, où on les laisse quelques heures ; on les en retire ensuite, et, si la substance mise à l'épreuve jouit de propriétés attractives, on voit qu'un certain nombre de leucocytes

(1) Ce procédé a été imaginé par le botaniste Pfeiffer, appliqué ensuite à l'étude des leucocytes par MM. Massart et Bordet.

— d'origine péritonéale — ont pénétré dans le tube et souvent y ont même formé une véritable bourre compacte venant obturer le tube de verre.

L'expérience que nous avons réalisée, en mettant à profit cette technique, est la suivante : On laisse déposer dans un tube à réactif, de la salive humaine prise le matin; on décante la partie supérieure devenue plus claire, au bout de quelques heures de séjour à la température ordinaire, puis on introduit de petites quantités de ce liquide dans des tubes capillaires, tubes que l'on ferme à une extrémité; on les introduit ensuite dans la cavité péritonéale d'un cobaye, où ils restent huit heures, au bout desquelles on les retire, et l'on trouve que les leucocytes ont formé, dans l'intérieur du tube, une bourre épaisse et longue de 2 millim. environ.

La même expérience fut répétée sur la souris et nous donna des résultats analogues.

De plus, dans une autre série d'expériences faites avec de la salive ayant séjourné vingt-quatre heures à l'étuve et où le nombre de microbes a considérablement augmenté, on constate que la bourre formée par les leucocytes dans les tubes capillaires est visiblement plus grande. La valeur de l'attraction exercée sur les leucocytes est donc en relation même avec l'intensité de la culture et par conséquent avec la quantité des produits microbiens présents dans le liquide.

On peut donc déduire que lorsqu'il existe soit à l'intérieur d'un alvéole à la suite d'une extraction dentaire, soit en un point quelconque des parois buccales, une cavité où la salive peut séjourner et devenir le milieu d'une abondante culture, cette salive présentera des qualités chimiotactiques en rapport avec la quantité de microbes qui s'y sont développés. Les leucocytes du voisinage seront donc énergiquement appelés au point malade et pourront y remplir d'une façon très marquée leur fonction protectrice.

Mais il s'agit dans cette expérience d'une salive provenant d'une espèce différente de celle dont on étudie les globules blancs au point de vue de la chimiotaxie. Cette circonstance pourrait être considérée comme viciant peut-être le résultat de l'expérience. Nous savons que la salive d'homme attire d'une manière très positive les leucocytes de cobaye ou de souris. Il y aurait donc intérêt à savoir si la salive d'un animal attire les leucocytes du même animal. Nous avons fait sur le cobaye une expérience qui répond à cette question par l'affirmative.

Expérience. — On recueille au moyen d'un tube effilé de la salive de cobaye, qu'on a soin d'examiner au microscope. On constate que le liquide obtenu fourmille de microbes — on remarque particulièrement des bacilles assez minces et rectilignes qui prennent le Gram, — un streptocoque, de gros diplocoques qui se colorent également par la méthode de Gram, un bacille long et très fin qui se décolore par ce procédé — cocco-bacille présentant la même particularité et ressemblant beaucoup au pneumocoque de Friedlander.

On remplit des tubes capillaires avec cette salive et on les introduit avec des précautions de rigoureuse asepsie dans la cavité péritonéale de l'animal dont cette salive provient. Au bout de dix heures on retire ces tubes. On constate l'afflux des leucocytes qui remplissent une partie notable des tubes capillaires.

Les leucocytes, étalés sur une lame et colorés, apparaissent sous forme de cellules polynucléaires. Ces leucocytes sont, on le voit, les phagocytes les plus actifs et on trouve que certaines de ces cellules contiennent dans leur protoplasma des microbes apportés par la salive.

On a eu soin, dans toutes ces expériences, de préparer non seulement des tubes capillaires contenant la salive à examiner, mais aussi d'autres tubes remplis soit de substance attirant sûrement les leucocytes (bouillon de culture ensemencé avec du staphylocoque doré), soit de matières n'exerçant sur les leucocytes aucune influence attractive (solution aqueuse de NaCl à 0,60 p. 100), que l'on introduit dans la cavité abdominale des cobayes. Ces tubes jouent le rôle de témoins.

De ce qui précède on peut déduire, que lorsqu'une plaie est produite dans la bouche, artificiellement ou accidentellement, la salive imbibant la lésion exerce sur les leucocytes une influence attirante dont les effets deviennent d'autant plus marqués, que cette influence s'exerce d'une manière constante et prolongée.

Il reste cependant à contrôler expérimentalement si les phagocytes d'un animal, d'un cobaye par exemple, sont capables d'englober et de digérer les microbes qui se cultivent dans la sécrétion salivaire. On peut, à ce point de vue, étudier très facilement les leucocytes de cobaye, en retirant à cet animal un peu d'exsudat péritonéal, dont on a eu soin d'augmenter préalablement le nombre de phagocytes, au moyen d'une injection, pratiquée vingt-quatre heures auparavant, de bouillon peptonisé.

Si l'on mélange un peu de cet exsudat avec de la salive et qu'on transporte la gouttelette ainsi obtenue à l'étuve (température de 35°) en empêchant l'évaporation par l'emploi d'une chambre humide, les phagocytes peuvent exercer leurs fonctions d'englobement et s'emparer des microbes mis en contact avec eux.

Expériences. — *a*) SALIVE HUMAINE. — Les leucocytes de cobaye sont mêlés à de la salive humaine qu'on a laissée déposer quelques heures pour en séparer les débris élémentaires ou autres éléments cellulaires. La préparation reste à l'étuve pendant une heure ; on étend ensuite le liquide sur des lames, on fixe, puis on colore par le procédé d'Ehrlich, c'est-à-dire par l'emploi successif de l'éosine et du bleu de méthylène.

On emploie l'éosine en solution hydro-alcoolique :

Éosine B. à l'eau....................	0,50
Alcool à 60°........................	100 gr.

et le bleu de méthylène en solution aqueuse :

Bleu de méthylène..................	3 gr.
Eau distillée........................	100 —

La préparation est mise en présence de chacun des colorants pendant quatre à cinq minutes.

On constate à l'examen des préparations que les leucocytes se sont emparés des microbes avec beaucoup d'avidité. On reconnaît que, parmi les espèces microbiennes variées que contient la salive, il n'en est pas une dont on ne trouve quelques représentants dans le protoplasma des leucocytes.

b) Salive de cobaye. — On recueille une petite quantité de la salive de cet animal et on la mélange à des leucocytes provenant de la cavité péritonéale du même cobaye. On transporte les préparations à l'étuve où elles restent deux heures, et l'on constate, après coloration, qu'au bout de ce temps l'englobement des divers microbes est aussi complet que possible.

Deux faits sont désormais acquis : la salive attire les leucocytes et favorise, par conséquent, lorsqu'une plaie se produit dans la bouche, l'afflux rapide de ces éléments protecteurs. Les leucocytes sont capables de s'emparer avec beaucoup d'énergie des différents microbes présents dans la cavité buccale et de les réduire à néant.

Il reste à constater, de visu, l'activité de l'englobement au niveau d'une plaie produite artificiellement dans la bouche.

Expérience. — On recueille, chez un cobaye, une trace de salive et on en fait des préparations que l'on colore, les unes par le bleu de méthylène, les autres par le Gram. On pratique ensuite, vers la partie médiane de la gencive du maxillaire inférieur, la résection de la muqueuse sur une faible étendue et on gratte ensuite, au moyen d'une curette, la plaie dénudée. Vingt heures plus tard, on trouve que la plaie est recouverte d'un enduit blanchâtre, constitué par des leucocytes — presque tous polynucléaires, quelques-uns mononucléaires; on étale ces leucocytes sur lame et on colore.

Dans le protoplasma de ces cellules, on décèle facilement la présence de microbes variés, semblables par leur forme, leurs caractères de coloration, à ceux que l'on rencontre dans les préparations de la salive. Un nombre assez considérable de microbes englobés se colorent moins énergiquement que ceux qui sont restés libres dans le liquide ambiant, c'est là une preuve de la destruction phagocytaire. Certains d'entre eux, contenus dans le protoplasma phagocytaire, absorbent l'éosine au lieu de se teindre par leur colorant naturel, le bleu de méthylène.

Ces réactions colorantes sont du plus haut intérêt et doivent nous arrêter un instant.

La perte du pouvoir colorant des bactéries est, comme l'a bien montré M. Metchnikoff, un bon indice de leur dégénérescence, c'est là un fait bien connu aujourd'hui, il n'en est pas de même de la propriété qu'ont les bactéries dégénérées, de fixer non plus les couleurs basiques d'aniline comme à l'état normal, mais encore les couleurs acides, l'éosine en particulier, de telle sorte que les cellules qui renferment les granulations acidophiles simulent de véritables leucocytes éosinophiles, et qu'on peut se demander si un grand nombre de cellules éosinophiles ne sont pas autre chose que des leucocytes phagocytaires contenant dans leur protoplasma des bactéries dégénérées.

M. Metchnikoff, le premier, a vu des vibrions cholériques englobés qui fixaient l'éosine; M. Cantacuzène a observé le même fait pour le vibrio Metchnikovi; M. Mesnil pour la bactéridie charbonneuse; récemment enfin M. Jules Bordet (1) a fait la même constatation pour un grand nombre de microbes (vibrion cholérique, bacterium coli, bacille d'Eberth, de Friedlander, de Loëffler pour le proteus, le streptocoque, etc.), et a montré que dans les cas où les microbes englobés sont des cocci, on est frappé de la grande ressemblance que présentent, au bout de quelque temps, les microbes devenus éosinophiles avec les granulations de même nom.

La salive de l'animal contient des cocci, mais on n'y trouve pas de chaînettes streptococciques. Il est facile d'introduire quelques gouttes d'une culture virulente de

(1) JULES BORDET. Recherches sur la phagocytose. *Ann. Institut Pasteur*, 1896.

streptocoques dans la bouche et de voir si l'englobement a lieu. On verse dans la bouche d'un cobaye, porteur d'une plaie que l'on a eu soin de bien nettoyer, quelques gouttes d'une culture très active de streptocoque.

Quatre heures plus tard, on râcle légèrement la surface de cette plaie, on y recueille ainsi un exsudat riche en leucocytes, et dans quelques-unes de ces cellules on trouve des chaînettes streptococciques analogues à celles qui peuplent la culture.

Le lendemain, la plaie est en pleine voie de cicatrisation et se guérit bientôt sans aucun accident. Les mêmes faits de phagocytose et de destruction par les leucocytes de microbes existant dans la bouche peuvent encore se rencontrer, si l'on introduit dans la gencive d'un animal un corps étranger, une fine écharde de bois par exemple. Il se produit bientôt autour du corps étranger une petite quantité de pus formé de leucocytes dont plusieurs contiennent des bactéries, des cocci, provenant de la salive.

Dans les leucocytes, les microbes deviennent beaucoup moins colorables, car ils sont partiellement dégénérés; hors des leucocytes, ils gardent leur aspect normal.

On peut donc conclure que la résistance des tissus constituant les parois buccales, vis-à-vis des agents microbiens si abondants dans la bouche, est due à l'énergie de la phagocytose, fonction générale.

Rôle chimiotactique de la salive filtrée.

Dans les expériences précédentes, nous avons employé la salive telle que nous la trouvons dans la cavité buccale, chargée de microbes et non filtrée; c'est elle, en effet, qui nous intéresse au point de vue clinique, mais on pouvait nous objecter, que cette propriété chimiotactique positive de la salive pourrait bien ne pas être due au liquide salivaire lui-même, mais bien à la présence des bactéries dans ce liquide; c'est en effet ce qui paraît résulter de l'expérience suivante :

Nous avons recueilli à jeun, de la salive humaine dans des tubes stérilisés. Une heure après, cette salive fut filtrée au filtre Chamberland. Nous avons pris alors une série de six tubes capillaires dans lesquels nous avons fait pénétrer de la salive filtrée, ces tubes furent fermés à une extrémité ; puis une autre série de six tubes dans lesquels nous avons mis du sérum physiologique, et enfin six tubes contenant une culture de choléra. Ces trois faisceaux attachés séparément ont été placés dans la cavité péritonéale d'un cobaye et laissés en place dix heures.

En les retirant, nous avons constaté que les tubes contenant la culture cholérique, présentaient une bourre épaisse de phagocytes; tandis que, dans ceux contenant la salive, les leucocytes avaient certainement pénétré, mais en si petit nombre, que la propriété chimiotactique de la salive filtrée peut être considérée comme à peu près nulle. Les tubes contenant du sérum physiologique ne présentaient aucune trace de pénétration des phagocytes.

CHAPITRE V

Rôle des cellules épithéliales et de la concurrence vitale des microbes.

L'action phagocytaire n'est pas la seule qu'il nous faille invoquer parmi les causes de destruction des bactéries ; un mode additionnel de protection de la cavité buccale en général et des gencives en particulier, contre l'invasion des microbes pathogènes, est cette propriété très générale que possèdent les épithéliums pavimenteux stratifiés de se renouveler continuellement dans leurs couches superficielles. De même qu'à la surface de la peau les cellules cornées sont en desquamation permanente, de même dans la cavité bucco-pharyngée les cellules épithéliales se renouvellent constamment. Cette desquamation s'accentue surtout pendant la mastication ; des quantités énormes de cellules sont alors rejeteés et l'on peut dire qu'après chaque repas, la surface de revêtement de la cavité buccale a été renouvelée. Or, nous l'avons dit, si les cellules épithéliales ne sont pas douées de propriétés phagocytaires, elles sont tapissées à leur surface, chargées dans leurs interstices, parfois même pénétrées dans leur intérieur par d'innombrables bactéries qui seront délogées et entraînées en même temps qu'elles avec la salive dans le canal alimentaire où l'estomac les détruira bientôt.

On pourrait également, fait déjà indiqué par M. Mendel Joseph (1), faire ressortir aujourd'hui que nos connaissances sur les actions réciproques des microbes sont devenues plus complètes, qu'une atténuation de la virulence d'un microbe, à faible végétabilité ou qui ne se trouve qu'en faible quantité dans la bouche, peut vraisemblablement être due, non pas à la salive elle-même, mais aux micro-organismes de tout genre qui peuplent ce liquide. Il est tout à fait certain que, dans la bouche, certaines races microbiennes qui sont particulières à cette région, poussent plus vigoureusement que tout autres dans la salive, et que leur développement peut étouffer l'expansion de microbes plus fragiles et tout au moins en diminuer la vitalité et en rendre moins actives les facultés pathogènes. Les microbes se gênent mutuellement et cette action d'empêchement doit porter surtout sur les races qui ne sont pas très adaptées au milieu nutritif où elles se trouvent.

Le pneumocoque, par exemple, peut se trouver dans la salive, mais son développement n'y est jamais aussi luxuriant que celui des bactéries, dont la salive est le milieu de culture propre, qui sont déjà, de longue

(1) *Odontologie,* décembre 1892.

date, adaptées à y vivre, qui y sont en quelque sorte chez elles.

Les saprophytes vulgaires de la salive sont donc ceux qui, dans la concurrence entre les espèces, ont sans doute le plus de chance d'être victorieux et de refréner le développement d'autres microbes, se rencontrant accidentellement dans la bouche. M. Metchnikoff n'a-t'il pas démontré qu'il existe des microbes empêchants, c'est-à-dire des microbes dont la présence est tout particulièrement sensible à certaines espèces microbiennes? N'a-t-on pas pu se convaincre, grâce aux recherches de cet auteur, que cette influence des microbes entre eux est tellement importante, qu'elle a pu servir à expliquer des faits d'épidémiologie restés jusqu'à présent inexplicables?

Cette concurrence vitale, nous la voyons partout comme un des principaux agents de destruction des bactéries introduites accidentellement dans un milieu ; c'est elle qui explique pourquoi des microbes pathogènes, tels que le bacille d'Eberth, le bacille du charbon, introduits dans l'eau, y disparaissent rapidement, et qui nous permettent de comprendre l'épuration spontanée des eaux des fleuves.

Dans la cavité vaginale, les expériences de Menge (1) l'ont montré, cette concurrence vitale joue le plus grand rôle. L'antagonisme entre les bacilles vaginaux ordi-

(1) MENGE. *Deutsche medic. Wochenschrift*, 15, 22, 29 nov. 1894.

naires et les micro-organismes introduits artificiellement est un facteur de premier ordre dans le mécanisme de l'auto-aseptisation du vagin. Très nombreux d'abord, les microbes introduits artificiellement, bacille pyocyanique, streptocoque, staphylococcus pyogenes aureus, ne tardent pas à disparaître, de sorte qu'au bout d'un temps plus ou moins long, le vagin ne présente plus un seul des micro-organismes introduits.

On peut donc conclure que la résistance des tissus constituant les parois buccales, vis-à-vis des agents microbiens si abondants dans la bouche, est due à l'énergie de la phagocytose, fonction générale, mais favorisée ici d'une façon toute spéciale grâce à la constance de l'attraction exercée sur les leucocytes par les produits microbiens présents et dissous dans la salive. Il ne faudrait pas oublier cependant, l'atténuation de la virulence des bactéries par le mucus et le sérum transsudé, la destruction d'un grand nombre de bactéries par la desquamation incessante, la diminution du nombre des espèces par la concurrence vitale.

La cavité bucco-pharyngée est un milieu qui change sans cesse dans sa constitution, et il en est sans doute de la défense de la bouche contre les espèces microbiennes, comme de la défense contre les poisons, la moindre mutation suffit peut-être à en changer les conditions. Ne savons-nous pas que l'acidité de la salive, telle qu'on la constate au lendemain de libations trop copieuses, suffit à faciliter l'absorption du plomb par la muqueuse buccale, d'où la facilité de l'intoxication saturnine chez les alcooliques.

Comme nous le disions, au début de ce modeste travail, loin de nous a été la prétention d'expliquer tout le processus si complexe de la défense de la cavité bucco-pharyngée contre l'invasion des germes pathogènes. Nous avons voulu simplement rechercher si l'expérimentation ne nous permettrait pas d'élucider quelques-uns des points obscurs de ce vaste et complexe problème de l'immunité de la cavité buccale.

CONCLUSIONS

Des expériences que nous avons entreprises, il résulte que, si les propriétés bactéricides de la salive ne sont pas démontrées par l'expérimentation et si l'on peut même douter de leur rôle dans l'atténuation de la virulence des microbes pathogènes qui sont les commensaux habituels de la cavité bucco-pharyngée, il n'en est pas de même des propriétés chimiotactiques positives de cette même salive non filtrée, telle qu'elle se rencontre dans la cavité buccale.

Par ses propriétés mêmes, et surtout par l'intermédiaire des produits solubles des microbes qui y végètent, la salive possède des propriétés chimiotactiques positives qui expliquent la diapédèse importante se faisant dans la bouche normale pour détruire les bactéries. Cette diapédèse est intense surtout à la surface des plaies baignées par la salive dans les cas pathologiques.

Cette propriété chimiotactique de la salive n'est pas seule en cause pour expliquer le peu de virulence des germes de la bouche et le peu de dangers d'infection auxquels nous exposent les plaies de la muqueuse buccale.

L'intervention du mucus buccal, lorsqu'il y a suspension de la sécrétion salivaire, la desquamation épithéliale incessante et la concurrence vitale qui élimine les bactéries non acclimatées, doivent, pour leur part, entrer en ligne de compte.

TABLE DES MATIÈRES

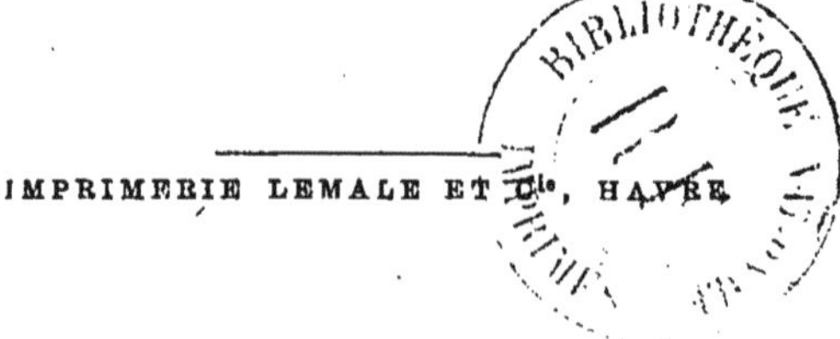

IMPRIMERIE LEMALE ET Cie, HAVRE

www.ingramcontent.com/pod-product-compliance
Ingram Content Group UK Ltd.
Pitfield, Milton Keynes, MK11 3LW, UK
UKHW020343220726
13923UKWH00004B/1544

9 782019 272715